AF401294

QUELQUES RÉFLEXIONS

SUR

LA VACCINE

ET

LA NÉCESSITÉ

DES REVACCINATIONS,

PAR

Paul BERNARD,

Docteur en Médecine de la Faculté de Paris, Membre de la Société Académique des Sciences physiques et médicales du département de Seine-et-Marne, Membre correspondant du conseil central de salubrité, Vaccinateur cantonnal, Membre du comité de vaccine, Chirurgien de la garde nationale, Médecin du bureau de bienfaisance de Champeaux, etc.;

EN RÉPONSE

AU MÉMOIRE DE M. LE DOCTEUR VERDÉ DE LISLE,

INTITULÉ

DE LA PETITE-VÉROLE,

ET DES

RÉSULTATS FUNESTES DE LA VACCINE.

La découverte de la Vaccine est encore la plus belle dont la science puisse se glorifier.

PARIS.

BÉCHET JEUNE ET LABÉ,

LIBRAIRES DE LA FACULTÉ DE MÉDECINE,

Place de l'École de Médecine, N° 4.

—

1840.

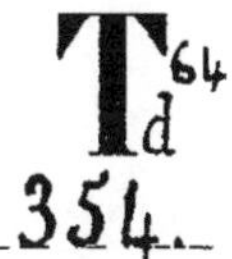
T d 64
354.

Td 64
3544

QUELQUES RÉFLEXIONS

SUR

LA VACCINE

ET

LA NÉCESSITÉ

DES REVACCINATIONS,

PAR

Paul BERNARD,

Docteur en Médecine de la Faculté de Paris, Membre de la Société Académique des Sciences physiques et médicales du département de Seine-et-Marne, Membre correspondant du conseil central de salubrité, Vaccinateur cantonnal, Membre du comité de vaccine, Chirurgien de la garde nationale, Médecin du bureau de bienfaisance de Champeaux, etc.;

EN RÉPONSE

AU MÉMOIRE DE M. LE DOCTEUR VERDÉ DE LISLE,

INTITULÉ

DE LA PETITE-VÉROLE,

ET DES

RÉSULTATS FUNESTES DE LA VACCINE.

La découverte de la Vaccine est encore la plus belle dont la science puisse se glorifier.

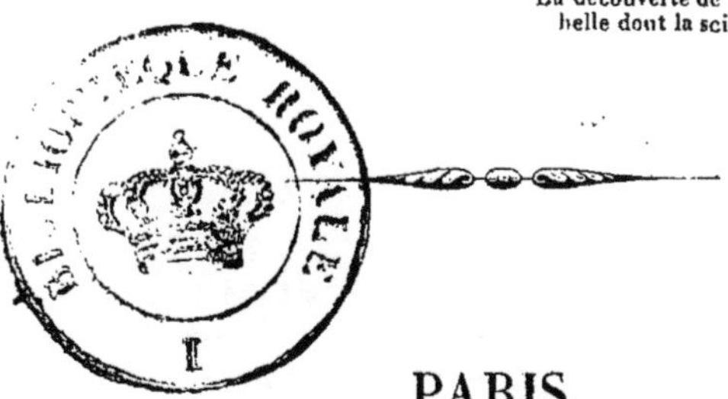

PARIS.

BÉCHET JEUNE ET LABÉ,

LIBRAIRES DE LA FACULTÉ DE MÉDECINE,

Place de l'École de Médecine, Nº 4.

—

1840.

PARIS. — IMPRIMERIE DE BEAULÉ,
Rue François Miron, 8.

QUELQUES RÉFLEXIONS

SUR LA VACCINE

ET

LA NÉCESSITÉ

DES REVACCINATIONS.

L'expérience a démontré suffisamment l'utilité de la vaccine, depuis un temps assez long et par des faits pratiques assez nombreux, pour que ses avantages ne puissent être révoqués en doute aujourd'hui par les hommes instruits ou simplement observateurs ; c'est donc, suivant nous, un immense bienfait, irrévocablement acquis au profit de l'humanité, et qu'il est du devoir de toute administration sage et prudente d'étendre, autant que possible, sur le plus grand nombre de ses administrés (1). L'hygiène publique qui s'occupe principalement de la

---

(1) Ce reproche ne peut être adressé aux administrateurs du département de Seine-et-Marne, qui est celui, parmi tous les autres, dans lequel les vaccinations se font avec le plus d'exactitude et de zèle, tant par les soins éclairés de l'administration et des vaccinateurs, que par ceux des parens.

Dans un rapport lu à l'Académie de Médecine par le docteur Gérardin, sur les vaccinations pratiquées en France pendant l'année 1833, on trouve que le chiffre des vaccinations a dépassé celui des naissances dans une assez forte proportion ; ainsi, en 1833, il y a eu dans le département de Seine-et-Marne, 8,919 naissances et 12,540 vaccinations !... chiffre vraiment remarquable et qui prouve que, dans ce département, soumettre les enfans à l'opération préservatrice de la vaccine, est devenu une espèce de culte.... Mais malheureusement, ces dispositions si satisfaisantes sont bien loin d'exister dans bon nombre d'autres départemens de France ; cela nous rappelle qu'un jour que nous proposions à un habitant des campagnes des départemens de l'Ouest, de vacciner gratuitement son enfant : *Je me garderais bien*, nous fut-il répondu, *de faire vacciner mon fils avec du vaccin du gouvernement !*... Que ce mot nous semble profond d'ignorance et de préjugés !...

santé générale des populations, en prévenant ou diminuant les effets si meurtriers des épidémies au milieu des grandes agglomérations d'individus, ne saurait donc apporter trop d'attention à cette cause permanente d'épidémies, par suite de la négligence des vaccinations générales, et par conséquence naturelle de la propagation de la petite-vérole.

Le principal obstacle aux vaccinations des classes inférieures de la société, puise ordinairement sa source dans l'ignorance et les préjugés de ces classes, et cette circonstance est d'autant plus fâcheuse et déplorable, que les indigens sont d'abord les plus nombreux, et ensuite les plus aptes à la propagation des épidémies, par le manque de la plupart des ressources hygiéniques si nécessaires à la santé.

Cependant, dans ces derniers temps, on a élevé quelques doutes sur l'efficacité préservatrice de la vaccine et sur la durée de ses effets; des varioles observées sur des individus qui avaient été vaccinés, ont donné lieu à des controverses nombreuses et animées.

Le docteur Verdé de Lisle, entre autres, a publié récemment un ouvrage dont les conclusions sont les suivantes :

« 1° Que la petite-vérole est une maladie *nécessaire*, pour séparer et éliminer du sang certaines humeurs naturelles.

2° Que le virus-vaccin ne détruit pas *le germe* de la petite-vérole, comme on lui en supposait la propriété, mais qu'il agit seulement en troublant, pendant un temps indéterminé, certaines fonctions, et en obstruant les voies qui doivent servir à l'excrétion de l'humeur variolique.

3° Que cette humeur variolique, par suite de sa rétention dans les régions où elle stase, donne lieu à des engorgemens lymphatiques, et à des concrétions tuberculeuses, qui, par leur dégénérescence, engendrent les différentes espèces de phthisies.

4° Enfin, que le virus-vaccin n'étant qu'un agent répercussif de la petite-vérole, des gourmes, des dartres, etc., considéré comme anti-rationel, doit être banni de la pratique médicale. »

Ces conclusions vraiment effrayantes, méritent bien la peine d'un examen sérieux et attentif, car la santé générale y est in-téressée, et si ce tableau rembruni était vrai, il faudrait se hâter de mettre promptement fin, à tant de maux causés chaque jour par ceux qui s'occupent de vaccinations (1). Mais heureu-sement une assertion, quelque respectable qu'elle soit, n'est point une preuve, et M. le docteur Verdé de Lisle nous per-mettra de ne pas le croire sur parole, car nous avons assez d'observations et de faits à opposer à son système, pour pou-voir présenter à notre tour, des conclusions diamétralement contraires.

Analysons donc séparément chaque proposition de M. Verdé de Lisle, et substituons la vérité pratique, aux hypothèses si faciles à égarer même les meilleurs esprits.

PREMIÈRE PROPOSITION.

« La petite-vérole est une maladie nécessaire pour séparer et éli-miner du sang certaines humeurs naturelles. »

Et d'abord, quel besoin la nature peut-elle avoir de l'érup-tion variolique? est-ce que la transpiration cutanée et pulmo-naire, les urines, les excrétions intestinales, les sécrétions du foie, de la rate, du pancréas, les menstrues et les hémor-rhoïdes, ne sont pas des voies naturelles d'élimination, ordi-nairement suffisantes aux efforts dépuratifs et conservateurs de la nature?

« Mais, objecte-t-on, *si le germe de la petite-vérole est inné*, il est évident que l'éruption variolique est *nécessaire*; et la preuve

---

(1) Si les médecins n'écoutaient que leur propre intérêt, ils seraient les plus grands ennemis de la vaccine.

que *le germe est inné chez l'homme*, c'est que cette maladie a été connue dès la plus haute antiquité. Ainsi Hippocrate, qui vivait en Grèce 432 ans avant Jésus-Christ, parle de la petite-vérole sous le nom de *Sublimia exanthemata;* cette affection, dit-il, est accompagnée de céphalalgie, mal de gorge, changement dans la voix, aphthes à la bouche, aux gencives, apparaissant au printemps et se terminant par suppuration, tous symptômes qui ne sont applicables qu'à la petite-vérole. Après Hippocrate, successivement Galien, Aëtius, Rhasès, Mead et beaucoup d'autres auteurs anciens, parlent de la petite-vérole, comme d'une maladie *naturelle* à l'homme, connue depuis un temps immémorial, et qui se renouvelle tous les ans, d'une manière épidémique; donc la petite-vérole a de tout temps été observée, donc le germe est *inné* chez l'homme. »

D'abord est-il bien certain que par ces mots des traducteurs *Sublimia exanthemata*, Hippocrate ait voulu désigner la petite-vérole? c'est au moins fort douteux; car Hippocrate, cet observateur si remarquable, aurait bien eu sans doute l'occasion, d'observer quelques épidémies de varioles et de nous en donner dans ses ouvrages une description étendue, et c'est ce qu'il n'a pas fait.

Mais bien au contraire, il paraît que cette affection n'a été connue ni des Grecs, ni des Romains, et ce n'est qu'à l'aide d'interprétations forcées ou de citations incomplètes, qu'on prétend en retrouver les traces dans leurs ouvrages.

L'on s'accorde généralement à regarder l'Arabie, comme le lieu où la variole *a pris naissance;* suivant un manuscrit arabe de la bibliothèque de Leyde, elle y aurait paru pour la première fois en 572, à l'époque de la naissance de Mahomet. Portée en Égypte en 640, lors de la conquête de ce pays par le calife Omar, elle se répandit ensuite partout où les Sarrazins portèrent leurs armes; c'est ainsi qu'elle parvint en Espagne, en Sicile, à Naples et en France, d'où elle fut transmise dans le reste de l'Europe et en Amérique : la description la plus ancienne que l'on possède véritablement sur la variole, est celle donnée par Rhasès dans le ixe siècle.

Rien ne prouve donc d'une manière *authentique,* que la variole ait été observée de *tout temps*; et d'un autre côté, lors même qu'il serait incontestable, que la petite-vérole fût aussi ancienne que le monde, cela ne prouverait nullement que son développement, dût être attribué à l'action et à la préexistence d'un germe inné : tous les êtres vivans, en général, et l'homme en particulier, sont exposés à une foule d'affections morbides plus ou moins graves, mais toutes liées à son organisation, toutes dépendant, comme conséquences directes et absolues, des altérations possibles de cette organisation, par l'action des corps et des agens, avec lesquels ces êtres sont en rapport; et bien que ces affections soient par cela même, aussi anciennes que la création, on n'a jamais pensé à en attribuer le développement à autant de *germes innés.*

« Mais, ajoute-t-on, ne sait-on pas que Moriceau a remarqué qu'une femme enceinte, *qui s'exposait à la contagion variolique*, pouvait transmettre la petite-vérole à l'enfant qu'elle portait dans son sein, sans qu'elle en éprouvât la moindre atteinte; que lui-même est une preuve de ce phénomène, étant venu au monde couvert de boutons de petite-vérole, *sans que sa mère en ait été affectée?*

Mead, médecin anglais, ne cite-t-il pas encore l'observation d'un homme attaqué de cette maladie, qui cohabita avec sa femme, se trouvant dans les derniers mois de sa grossesse? celle-ci, *qui ne contracta pas la variole,* accoucha peu de temps après d'un enfant mort et *couvert de pustules varioliques.*

Fernel dit également avoir observé le même cas; il rapporte avoir vu plusieurs fois, des femmes saines, mettre au monde des enfans *couverts de pustules de la petite-vérole.*

Fabrice de Hilden, cite aussi de pareils exemples; enfin, plusieurs médecins, de nos jours ont publié des observations à peu-près semblables. »

Nous ne contestons pas ces faits, mais ce que nous contestons dans ces exemples, c'est la conséquence du *germe inné;* en effet, nous nous demandons si, dans ces cas rares, où l'on avoue franchement, que les mères *avaient été exposées à la contagion variolique,* il n'est pas vraisemblable, que la contagion ait pu se porter sur le fœtus plutôt que sur la mère, dans de telles circonstances, où la vitalité de la femme est, pour ainsi dire, *toute concentrée* sur le produit de la conception ?

Le même phénomène ne s'est-il pas maintes fois présenté pour la syphilis ? est-il un accoucheur un peu occupé de sa profession, qui n'ait pas, plusieurs fois dans le cours de sa pratique, reçu des enfans affectés de symptômes évidens de syphilis, bien que les mères aient été elles-mêmes exemptes de pareille manifestation, quoiqu'exposées à la contagion syphilitique, qui n'avait alors agi que sur leurs enfans ? A-t-on jamais songé, dans ces circonstances, à doter l'espèce humaine du *germe inné* de la syphilis ?

D'ailleurs, cette exposition à la contagion, n'est-elle pas au contraire la démonstration et la preuve, que le développement chez le fœtus, soit de la variole soit de la syphilis, n'a point été le résultat d'un *germe inné,* mais bien certainement celui d'un *germe importé et transmis ?*

Il n'est donc pas besoin, de recourir au merveilleux ou à l'inconnu pour tirer, de quelques faits très-rares et tout-à-fait exceptionnels, quoique fort curieux, la preuve générale du *germe inné* de la petite-vérole.

L'existence d'un *germe inné,* ne peut donc rationellement être admise ; car la preuve résulte d'abord de ce que, nonobstant l'action du vaccin, qui aurait détruit le prétendu germe de cette maladie, on devrait pouvoir le reproduire par une inoculation nouvelle, ou autrement, par l'introduction d'un nouveau germe, et c'est ce qui n'a pas lieu.

Si le germe de la variole était *inné,* comment le virus-variolique pourrait-il, de neutralisé devenir neutralisant, puisque l'on sait que si le vaccin empêche le développement de la petite-vérole, celle-ci empêche à son tour celui du vaccin ?

Par quelle merveilleuse puissance, ce prétendu germe inné, lorsqu'il s'est développé, lorsqu'il s'est dissipé et éteint par ce même développement , et par conséquent lorsqu'il a cessé d'être, pourrait-il plus tard triompher de son neutralisant et le neutraliser à son tour ?

Comment concilier cette force neutralisante réciproque, et dont la puissance victorieuse resterait toujours à celui des deux agens, dont l'extinction et l'absence seraient devenues incontestables ?

Tout le monde sait que, lorsqu'on est atteint d'une maladie contagieuse, il n'est rien moins que démontré, qu'on en ait apporté *le germe* en naissant.

Tous ou presque tous les individus contractent la rougeole, ou sont aptes à la contracter, et néanmoins, personne encore, n'a songé à gratifier le genre humain du germe de la rougeole ; et cependant, cette maladie ne se développe presque jamais qu'une fois dans le cours de la vie.

Partant d'un principe erroné, il est clair que les conséquences doivent être également entachées d'erreur. Aussi, les détracteurs de la vaccine continuent leur thême et disent :

« Puisque la petite-vérole est une maladie *innée*, l'humeur variolique est donc *naturelle* et *nécessaire*, il faut donc la laisser sortir et se bien garder de chercher à la supprimer. Les anciens regardaient l'éruption variolique, comme une *crise salutaire* et pensaient que la grande quantité d'humeur *sui generis*, qui est expulsée de notre économie pendant l'éruption de la variole, était une *crise*, qui déterminait *une espèce* de dépuration du sang, en changeait la nature, en le dépouillant de la partie séreuse et lymphatique surabondante ; enfin ils prétendaient, que c'était à partir de cette époque, qu'on voyait les enfans changer de tempérament et acquérir plus de force. Considérant la pétite vérole, comme *une maladie domestique nécessaire*, pour éliminer certaines humeurs, ils se seraient bien gardés d'empêcher qu'elle ne sortît, et ils se bornaient à rechercher tous les moyens propres à en diminuer les dangers et les mauvais résultats; ils pensaient l'avoir trouvé dans l'inoculation. »

Si, comme nous avons cherché à le démontrer et comme nous le développerons encore plus complètement dans le cours de ce mémoire, l'existence d'un *germe inné* est inadmissible, il résulte que l'humeur variolique, pour être *naturelle*, n'est pas pour cela *nécessaire*.

Ce serait rapetisser à de bien minimes proportions, les ressources si puissantes et si variées de la nature, que de ne lui accorder qu'un seul moyen de salut pour la création humaine.

Quoi! les lois naturelles pourraient être dérangées, bouleversées par une découverte bonne ou mauvaise des hommes? quoi! l'espèce entière dégénérerait, s'étiolerait, succomberait avant le terme fixé par les lois de la création, et cela par la faute d'un seul homme, du célèbre Jenner, premier propagateur en Europe de la vaccine?—En vérité, c'est bien grandir par trop l'humble mission de l'homme sur la terre, c'est lui accorder bien gratuitement une puissance qu'il ne possède pas, et qu'il ne doit ni ne peut posséder.

Sans doute, les opinions des anciens sont fort respectables, et pour notre propre compte nous les respectons infiniment; mais, pour cela, est-ce à dire que les anciens n'étaient pas, autant que les modernes, sujets à l'erreur? Est-ce que leurs idées, toutes vénérables qu'elles soient, n'ont pas souvent fléchi devant l'évidence d'autres idées mieux suivies, de faits mieux observés?

Ainsi, puisque dans l'objection on s'appuie de l'opinion des anciens, qui prétendaient que c'était à partir de l'époque du développement de la petite-vérole, qu'on voyait les enfans changer de tempérament et acquérir plus de force; nous le demanderons à tout le monde, parce que tout le monde a pu l'observer, les individus qui ont eu la petite-vérole, sont-ils plus forts ou ont-ils un meilleur tempérament, que ceux qui ne l'ont pas eue, ou qui ont été vaccinés? évidemment non : c'est une objection aussi futile que fausse, et qui ne mérite pas un plus long examen.

Rhasès *pensait*, qu'il n'y avait pas deux hommes sur cent, qui ne *portassent le germe* de la petite-vérole.

Lacondamine *croyait*, que ceux-là seuls en étaient exempts, qui ne vivaient pas assez long-temps pour l'avoir.

Mais, répondrons-nous à Rhasès, pourquoi les deux hommes que vous exceptez sur cent, ne portaient-ils pas le *germe* d'une maladie qu'on suppose *innée* dans l'espèce humaine? Vous reconnaissez donc des exceptions, et puisque vous en reconnaissez, dites-nous donc en vertu de quelle loi, ces deux êtres privilégiés ne portent pas le germe fatal?

Lacondamine au moins était plus conséquent, il n'admettait pas d'exceptions, mais comme il n'était pas possible de contester, le chiffre assez important des individus qui vivaient pendant de longues années, sans avoir été atteints de la petite-vérole, quoique bien certainement exposés comme les autres à la contagion variolique, il soutenait que ces individus, eussent-ils même atteint l'âge de cent ans, n'avaient pas encore assez vécu pour l'avoir! c'est se tirer sans doute bien lestement, de l'embarras d'une objection, et nous craignons que l'*assertion*, toute respectable qu'elle soit, de Lacondamine, n'ait trouvé et ne trouve encore beaucoup d'incrédules. Ce n'est point ainsi, en effet, qu'on porte la conviction dans les esprits exacts et observateurs. Il aurait fallu tout au moins, l'autorité d'un prophète pour en faire un article de foi, mais voilà tout; car nous répondrons à Lacondamine, qu'avant la pratique de la vaccine, on avait *calculé*, que la petite-vérole n'atteignait que les *deux tiers* seulement. des populations des grandes villes de France en général, et de Paris en particulier. Ainsi, voilà donc fournie, par la statistique et des chiffres exacts, cette vérité incontestable, *qu'un tiers des populations au moins*, n'était pas atteint de la petite-vérole.

Ici, ce n'est plus seulement deux individus, mais bien trente-trois sur cent, qui sont privilégiés dans les grandes villes, et vraisemblablement, ce nombre pouvait bien s'élever à cinquante pour cent dans les campagnes, où, comme chacun sait, les causes d'insalubrité et d'épidémie, sont généralement bien moins grandes, que dans les nombreuses agglomérations de population.

Que les partisans du *germe inné*, viennent donc nous expliquer, encore une fois, cette inconséquence de leur système, qui tend à établir des catégories, et à admettre des privilégiés et des disgraciés, des individus porteurs d'un germe dangereux, et d'autres exempts de tout germe, ou au moins de toute manifestation de ce prétendu germe, pendant le cours de leur vie?

La nature procède-t-elle donc ainsi dans ses lois générales? de deux choses l'une, et ce dilemme nous semble sans réplique: ou le germe de la variole est inné, ou il ne l'est pas. S'il est inné, tous les hommes, indistinctement et sans exception, devraient être atteints de la variole, et il est prouvé *qu'un tiers au moins* en est exempt; ou le germe n'est pas inné, et alors la variole n'est point une maladie *nécessaire*.

Enfin, admettant pour un instant, et contre nos convictions, que la petite-vérole ait été observée de *tout temps*, et que le germe en soit *inné* chez l'homme, bien qu'il ne se développe pas d'une manière générale et constante; nous dirons encore, que ce ne serait pas une raison, pour considérer la petite-vérole comme une maladie nécessaire, pour séparer et éliminer du sang certaines humeurs naturelles, parce que d'une part, la nature possède d'autres nombreux moyens d'élimination, et que de l'autre, si la variole était *nécessaire*, tous les hommes sans exception en seraient atteints. Or, comme l'élimination nécessaire des humeurs naturelles, a évidemment lieu chez les individus non atteints de la variole, par d'autres voies que celle-là, et que par cela seul, qu'ils n'ont pas eu la petite-vérole, quoique arrivés à l'âge le plus avancé, ils fournissent la preuve manifeste et péremptoire de la *non nécessité* de cette maladie, pour vivre aussi long temps et en aussi bonne santé que ceux qui en ont été atteints, nous sommes naturellement conduit à tirer en résumé, sur cette première proposition, les conséquences suivantes :

1° Rien ne prouve d'une manière évidente et authentique que la petite-vérole ait été observée de tout temps, et chez tous les peuples de la terre.

2° Rien n'est plus opposé à ce que prouvent, et le raisonnement et tous les faits positifs, que la supposition du *germe inné* de la petite-vérole ,

3° La nature peut très-bien se passer et n'avoir pas besoin de l'éruption variolique, pour séparer et éliminer du sang certaines humeurs naturelles.

4° Si la petite-vérole eût été nécessaire, tous les hommes en eussent été atteints avant la découverte de la vaccine , et c'est ce qui n'a jamais eu lieu.

Donc la petite-vérole n'est point une maladie *nécessaire*.

SECONDE PROPOSITION.

« Le virus-vaccin ne détruit pas le germe de la petite-vérole , comme on lui en supposait la propriété, mais il agit seulement en troublant, pendant un temps indéterminé, certaines fonctions et en obstruant les voies qui doivent servir à l'excrétion de l'humeur variolique. »

Cette proposition, au premier examen, pourrait paraître avoir une certaine force de vérité, si l'on ne voyait bientôt qu'elle croule d'elle-même par sa base.

En effet, pour que le vaccin pût détruire le germe de la variole, il faudrait avant tout, que l'existence de ce germe fût bien prouvée, et c'est précisément ce que nous contestons, et ce que nous avons cherché à démontrer comme tout-à-fait inadmissible.

Or, s'il n'existe aucun germe originel, soit de la variole, soit de la rougeole, soit de toute autre maladie contagieuse, il

est clair, que le vaccin ne peut détruire un germe ou ferment
tout-à-fait imaginaire.

Cela posé et admis, il découle naturellement, que ni le trouble
des fonctions, ni l'obstruction d'aucun organe, ne peut s'en
suivre, et c'est ce que nous allons chercher à prouver par des
expériences bien connues , et des faits cliniques irrécusables.

Mais avant de fournir ces développemens explicatifs, nous
tenons à reproduire la prétendue preuve que les détracteurs de
la vaccine présentent, comme la conséquence, très-concluante
suivant eux, de cette seconde proposition.

Et tout d'abord, nous dirons que nous ne prétendons point
que le vaccin puisse détruire le germe de la petite-vérole,
germe qu'au contraire nous démontrons ne point exister, mais
que nous admettons seulement, qu'il met l'individu vacciné,
en garde contre l'absorption de ce virus , ce qui est bien
différent.

« La preuve, disent ces détracteurs, que le vaccin ne détruit
pas le germe de la petite-vérole, c'est que, si l'on mélange sur
la pointe d'une lancette, du virus-vaccin avec de l'humeur
variolique, par parties égales, et qu'on introduise ce mélange
sous l'épiderme, on ne tarde pas à voir se développer en même
temps et sur le même individu, d'une part, l'éruption vaccinale, de l'autre, l'éruption variolique, sans que ni l'une ni l'autre
ne soit modifiée ni pour sa durée, ni pour sa marche, ni pour
sa gravité. Chaque éruption suit exactement sa marche ordinaire , comme si elle se fût développée seule, et sans que
l'autre, semble exercer la moindre influence soit en bien soit
en mal ; il est donc évident, continuent ces mêmes détracteurs, que si le vaccin avait la propriété de *détruire le germe*
de la petite-vérole, celle-ci ne se développerait pas et l'éruption vaccinale seule se montrerait. Si donc, inoculé seul, le
vaccin empêche la sortie de l'humeur variolique, pendant un
certain temps, il n'a pu agir que d'une manière répercussive,
toujours dangereuse et beaucoup plus grave que la maladie
qu'on voulait éviter. »

Il résulte d'abord même de l'objection, que si le virus-vaccin n'a aucune prise sur le virus variolique inséré avant lui, il ne pourrait pas davantage avoir d'action, contre le prétendu germe inné de la petite-vérole.

Et puisque, d'une part, le développement de la vaccine, comme celui de la petite-vérole, peuvent s'opérer simultanément sans se nuire en aucune manière dans leur action, et que de l'autre, ces virus peuvent, long-temps après leur développement, c'est-à-dire après leur extinction, s'opposer réciproquement, et avec une puissance égale, au développement futur et successif l'un de l'autre ; il est clair que ce n'est point en agissant directe-ment et immédiatement l'un sur l'autre, en se répercutant ou se détruisant tour-à-tour, qu'ils produisent ce phénomène, mais seulement par le simple résultat de leur action sur l'économie en général, et surtout sur le système cutané en particulier; c'est-à-dire que, par son parfait développement, chacun de ces virus imprime à la peau une modification qui s'oppose, *au moins pendant un certain temps*, à l'absorption des miasmes ou à la possibilité de l'insertion de la matière virulente, qui pourraient déterminer le développement de l'autre virus.

Pourquoi n'y a-t-il pas neutralisation du virus variolique par le virus-vaccin et *vice versâ ?* — parce que l'absorption des deux virus ayant été simultanée, leur marche est aussi simul-tanée; ce qui prouve de la manière la plus claire et la plus évidente que ces deux virus n'exercent point d'action réciproque l'un sur l'autre; il n'y a pas de neutralisation encore, parce que les deux virus n'agissent point dans l'absence l'un de l'autre, et qu'au contraire si l'un des deux a exercé son action, celle de l'autre est par cela même anéantie.

La répercussion est tout aussi peu admissible ; car, si un individu a été soumis à l'absorption du virus variolique, avant que le virus-vaccin ait pu, par son action, prévenir cette con-tagion, le vaccin ne pourra absolument rien contre le dévelop-pement de la variole; il ne la neutralisera, ni ne la répercutera donc pas.

Mais si, au contraire, la préservation déterminée par le développement de l'une des deux éruptions variolique ou vaccinale, s'effectue avant que la contagion de l'autre ait été possible, l'absorption contagieuse n'aura pas lieu.

Ce n'est donc pas par répercussion que s'opère la préservation, mais bien au contraire, parceque l'action produite par le vaccin sur la variole ou par la variole sur le vaccin , a lieu par une modification apportée par l'une d'elles, dans les organes de l'économie en général, et en particulier dans la peau qui s'oppose à l'absorption de la contagion.

Cette explication est tellement vraie, qu'il est d'observation constante, que si un individu a été vacciné, et que nonobstant sa vaccination, il soit soumis pendant l'incubation de celle-ci, à l'absorption ou à la contagion de la variole, cette absorption pouvant alors s'effectuer avant que l'effet préservatif du vaccin s'y oppose, les deux maladies marcheront en même temps.

On voit dès-lors et par ce seul fait que, d'une part, la petite-vérole n'a point été ici le résultat d'un germe *inné*, mais bien celui d'une absorption *acquise;* et que de l'autre, le virus-vaccin n'a point exercé d'action neutralisante sur le virus variolique, qui se développe avec toute sa puissance, concurremment avec le virus-vaccin, et que seulement, ce dernier n'est pas arrivé assez tôt dans son développement, pour empêcher l'introduction de la contagion dans l'économie (1).

En effet, il est rationel de croire, que l'action du virus-vaccin imprime à la peau et à ses fonctions, une manière d'être particulière, qui s'oppose dorénavant, non seulement à l'absorption des miasmes de la petite-vérole, mais encore à celle du virus-vaccin lui-même.

---

(1) Si on laisse la porte d'une maison ouverte, etqu'un assassin s'y introduise, on aura beau fermer cetteporte, l'assassin sera toujours dans la maison : eh bien ! la vaccine est pour ainsi dire la porte qui ferme à l'*assassin*, à la petite-vérole, l'entrée de notre corps; or, une fois qu'elle y sera entrée, on aura beau fermer la porte, c'est-à-dire *vacciner*, on ne pourra l'en déloger. (*La vaccine soumise aux simples lumières de la raison, par le docteur Marc, ex-premier médecin du roi*).

Et la preuve que les choses se passent ainsi, c'est que, si le travail de la vaccine n'agissait qu'en détruisant ou neutralisant le prétendu germe inné de la petite-vérole, ou que, si un premier développement de la variole n'en prévenait un second, qu'en consommant et épuisant, pour ainsi dire, la force de ce germe supposé préexistant, il s'en suivrait nécessairement, que l'on pourrait donner la petite-vérole, toutes les fois qu'après une vaccination ou une première variole, on introduirait de nouveau le germe de cette dernière, dans nos humeurs, par l'inoculation, et c'est ce qui n'a jamais lieu.

Si l'on venait à objecter, que l'inoculation ne peut agir secondairement, faute de trouver le germe ou ferment, toujours supposé préexistant, parce que celui-ci, aurait été soit épuisé par une première variole, soit neutralisé par une précédente vaccination, nous demanderions comment le vaccin, qui bien certainement n'a point de germe préexistant dans nos humeurs, peut bien se développer une première fois, non-seulement chez nous, qui sommes sujets à la petite-vérole, mais encore chez les animaux qui en sont exempts? et comment, après ce premier développement, il ne peut jamais, malgré toutes les inoculations nouvelles, se développer une seconde fois d'une manière identiquement semblable à la première, au moins pendant les vingt années qui suivent la première vaccination, puisqu'il faut *au moins ce temps* pour obtenir la *vaccinelle*?

Nous demanderons encore comment la rougeole, pour laquelle on n'admet pas de *germe inné*, peut se développer presque *constamment une fois* dans le cours de la vie et assez rarement une seconde?

Quelle force pourrait avoir comme neutralisant direct contre l'insertion et le développement du virus-vaccin, *le germe épuisé et éteint* de la petite-vérole, dont la nature se serait antérieurement débarrassée depuis de nombreuses années?

Comment ce prétendu germe, puisqu'il ne serait plus, et que la nature en serait pour ainsi dire purgée, pourrait-il annuler

BIBLIOTHÈQUE ROYALE

2

l'action d'un virus que, par une contradiction vraiment inconcevable, on jugerait d'ailleurs assez puissant pour triompher à son tour du germe prétendu originel ou préexistant de la variole, dans le cas où ce dernier, ne s'étant pas encore développé, aurait au contraire conservé la plénitude de ses moyens et de sa vigueur?

Or, n'est-il pas bien vraisemblable, pour ne pas dire certain, d'après ces réflexions et ces faits, que le développement de la petite-vérole, de la rougeole et du vaccin, ne garantit d'une affection secondaire de même nature, qu'en s'opposant à l'absorption et à l'action des miasmes qui pourraient y donner lieu?

Et n'est-il pas facile de concevoir, que la peau soumise une fois au travail de ces maladies, en reçoit une impression, qui, en changeant ou modifiant son rhythme de sensibilité et d'absorption, la rend pour ainsi dire imperméable, *au moins pendant un temps assez long*, aux miasmes de ces maladies, en lui donnant la force de les repousser ou d'en combattre victorieusement l'influence?

Ces considérations sont confirmées encore par les expériences faites sur les effets du virus vaccinal; car si, après avoir vacciné un individu, après avoir donné le temps à l'incubation du vaccin de se faire, après avoir constaté son développement préservatif complet, on soumet le vacciné à l'absorption du virus variolique, cette absorption n'a pas lieu, et le développement de la variole, ne peut se faire; donc, toujours et dans tous les cas, il n'y a jamais de préexistence du germe variolique, ni d'action répercussive produite par le virus-vaccin.

Ainsi, en résumé, il nous semble démontré par les faits, *que, par son parfait développement, chacun des virus vaccinal et variolique, imprime à la peau une modification qui s'oppose à l'absorption ultérieure des miasmes, ou à l'insertion possible de la matière virulente, qui pourraient, au moins pendant un certain temps, déterminer le développement de l'autre virus.*

Comment s'opère cette modification apportée au système cutané par l'inoculation de ces virus?—Nous l'ignorons, sans doute, car le *comment* agit le vaccin, nous est tout aussi peu connu que le *comment* de l'action de l'opium ou du quinquina; c'est une opération secrète de chimie organique et vivante, que nos faibles moyens d'investigation n'ont pu encore ni découvrir ni expliquer. C'est le problême aux mille inconnus de la vie, qui surgit partout et à propos de tout (1).

Nous ne pouvons donc qu'accepter les résultats, et raisonner d'après les faits acquis par l'expérience, car, dès que nous voulons creuser plus profondément dans la connaissance des lois moléculaires de l'organisme, nous ne jugeons plus que par hypothèses et inductions, et alors, nous sommes bien exposés à l'erreur.......

Le virus-vaccin n'agit donc point contre la petite-vérole comme un neutralisant, ou comme certain contre-poison connu pourrait le faire dans un cas d'empoisonnement. On ne peut donc pas dire qu'il *guérisse* la petite-vérole, ou même qu'il la *prévienne* toujours, puisque les individus vaccinés et atteints néanmoins de la petite-vérole, démontrent le contraire; mais nous maintenons que le vaccin est un agent qui, dans le plus grand nombre de cas et chez la plupart des individus, *remplace toujours* avec avantage la petite-vérole; en un mot c'est une éruption bénigne et sans conséquences dangereuses, *susbtituée à* une maladie souvent fort grave.

« Quoi qu'il en soit, continuent les détracteurs de la vaccine,

---

(1) Concevez-vous comment un petit gland produit un énorme chêne, et comment celui-ci produit à son tour des milliers de glands, dont chacun peut encore devenir chêne ? Si, aveugles humains que nous sommes, nous ne voulions admettre que ce que nous pouvons expliquer, nous serions obligés de nous priver des choses les plus utiles et les plus nécessaires à notre existence. (*La vaccine soumise aux simples lumières de la raison, par le docteur Marc, ex-premier médecin du roi.*)

vous ne nous donnez pas d'explication satisfaisante de ce grand fait incontestable, que des individus bien vaccinés ont été atteints de la variole même confluente. »

Nous répondrons qu'on peut facilement reconnaître plusieurs causes à ces exemples de vaccinés atteints de petite-vérole, et qu'on peut les diviser en trois grandes classes :

1° Les vaccinés qui n'ont eu que la fausse vaccine, croyant avoir eu la bonne.

2° Les vaccinés qui n'ont eu que la varioloïde ou la varicelle et qu'on a placés au nombre de ceux atteints de la vraie variole.

3° Enfin les individus bien vaccinés et atteints *après un certain nombre d'années* de la petite-vérole vraie et même quelquefois confluente.

Dans le premier cas, le défaut de préservation ne peut être imputé au vaccin.

Dans le second, on reconnaît encore l'action bienfaisante du vaccin, puisque des individus sans doute très-aptes à la contagion variolique, n'ont eu qu'une variole bénigne et considérablement atténuée par l'action vaccinale.

Enfin, dans le troisième cas, beaucoup plus rare que les deux autres, il faut bien reconnaître que l'action préservatrice du vaccin n'a été que *temporaire*, et ce sujet intéressant nous donnera l'occasion de développer, dans la suite de ce mémoire, les moyens d'y remédier.

Du reste, par anticipation, nous dirons que cette question n'offre rien de concluant contre la vaccine ; cela ne fait que confirmer cette vérité banale, qu'il ne faut pas lui demander une perfection qui n'existe nulle part sur la terre.

De ce que certains individus n'ont pu être guéris de la fièvre intermittente par l'usage rationel du quinquina, en résulte-t-il pour cela que le quinquina n'est pas encore un des meilleurs agens connus pour combattre ce genre d'affection ?

Sans doute, il ne viendra à l'idée d'aucun médecin observateur d'abandonner la précieuse écorce du Pérou, ou ses diverses préparations, parce que ce médicament aura échoué entre ses mains, une fois sur mille peut-être.....

Il en est de même de la vaccine qui, malgré son action *temporaire*, admise et démontrée par les faits pratiques, n'en est pas moins encore le meilleur agent spécifique et préservateur, connu jusqu'à ce jour, de la petite-vérole.

De tout ce qui précède, nous concluons sur cette seconde proposition :

1° Que la vaccine est une affection toujours *bénigne*, *substituée* à une maladie souvent *dangereuse*.

2° Que bien que les faits nouveaux semblent démontrer, que l'action vaccinale n'est point illimitée, mais seulement *temporaire*, elle modifie même, dans ces derniers cas, avec un grand avantage, les effets pernicieux de l'absorption variolique.

3° Enfin, que la *substitution* n'est point une *répercussion*, et que les millions d'individus vaccinés dans le monde entier et préservés de la variole, prouvent qu'il n'y a eu chez eux, ni trouble particulier de leurs fonctions, ni obstruction des voies naturelles, pour l'élimination nécessaire de leurs humeurs surabondantes.

TROISIÈME PROPOSITION.

« L'humeur variolique, par suite de sa rétention dans les régions où elle stase, donne lieu à des engorgemens lymphatiques et à des concrétions tuberculeuses, qui, par leur dégénérescence, engendrent les différentes espèces de Phthisies. »

Nous pourrions nous dispenser de répondre à cette troisième proposition, parce qu'elle repose d'abord sur l'idée fausse et imaginaire de la préexistence d'un germe, qui n'a jamais existé et qui n'existe point ; ensuite, parce qu'elle s'appuie sur la répercussion présumée de ce même germe, et qu'on ne peut admettre la répercussion d'une chose imaginaire, car nous croyons avoir démontré péremptoirement l'impossibilité de l'existence d'un *germe inné*.

Toutefois, nous voulons bien montrer la futilité des objections résultant de cette supposition toute gratuite, en les soumettant encore au creuset de l'expérience et de la vérité pratique.

Ainsi, suivant M. Verdé de Lisle, la vaccine produit la phthisie tuberculeuse..... Mais alors, pourquoi tous les individus vaccinés ne sont-ils pas phthisiques, puisque l'action vaccinale a dû agir de la même manière sur tous, c'est-à-dire par répercussion ?

Il nous semble que cette conséquence serait rigoureuse si la proposition était vraie ; on aura beau reconnaître des exceptions, sans pouvoir les expliquer, il n'en restera pas moins certain, que l'immense majorité des vaccinés n'est pas atteinte de phthisie, et qu'il n'est pas besoin de beaucoup d'argumens pour en fournir la preuve irrécusable, puisque c'est une question de faits ; ainsi tout d'abord, la proposition croule par sa base, puisque le plus grand nombre des vaccinés n'a pas de tubercules pulmonaires : c'est incontestable.

Tous les sophismes, tous les paradoxes, toutes les explications physiologiques plus ou moins bien données, tout ce luxe d'argumens ingénieux, ne peut rien contre la vérité d'un fait pratique, que chacun a sous les yeux, et peut vérifier si facilement.

Il ne faut pas prendre l'écho de sa voix, pour celle de la nature et établir ainsi une théorie, un système fixe, autour duquel on fait tourner de force, les faits, les observations et les expériences. Avec de l'esprit, de l'adresse, de l'opiniâtreté, on peut éblouir, fasciner, entraîner même, sans convaincre beaucoup, et prouver encore moins ; mais la vérité finit toujours par apparaître plus brillante, quand on l'offre même nue, aux regards des esprits exacts et observateurs.

En entrant plus avant dans la question, nous verrons bientôt combien sont fragiles les prétendues preuves de cette tranchante proposition, qu'on a cherché à rajeunir par la forme, mais qui, au fond n'est pas moins qu'une supposition toute gratuite.

« En effet, disent les détracteurs de la vaccine, les recherches anatomiques ont démontré que les poumons étaient le siége où s'opéraient les principaux phénomènes qui se passent dans l'économie, pendant la variole; car les poumons, par leurs fonctions d'opérer la raréfaction du sang veineux et sa conversion en sang artériel, *doivent être* le siége principal où se passe cette espèce de décomposition dans laquelle le sang, en se dépouillant de sa partie lymphatique ou séreuse surabondante, *détermine la solution* de cette matière *sui generis*, à laquelle on a donné le nom de tubercules, matière qui se trouve très-communément sous forme de petits grains blanchâtres dans les poumons.

« La variole, en déterminant une réaction sur des tubercules qui ne sont pas encore dégénérés, peut encore amener la résolution et l'élimination de cette matière, et en éliminant *toute* la matière tuberculeuse, détruit complètement cette affection, et conséquemment guérit la phthisie (1).»

Certes, on ne nous accusera pas d'avoir atténué l'objection, car nous la présentons dans toute sa force, parce que nous ne refutons pas pour le vain plaisir de réfuter, mais bien pour satisfaire à notre conviction et à l'empire de ce que nous croyons être la vérité.

Qu'est-ce donc qu'un tubercule pulmonaire auquel on veut faire jouer un si grand rôle à l'occasion de la vaccine?—C'est une *production morbide*, d'un blanc jaunâtre, de forme le plus ordinairement ronde, dure à son origine, se ramollissant ensuite et laissant à sa place une cavité ulcéreuse plus ou moins étendue.

Le tubercule se développe à *tout âge*, chez les individus de tout tempérament, de toute constitution ; on en a trouvé dans presque tous les organes et jusque dans le cerveau et le tissu osseux.

Partout où, dans l'état sain, il y a exhalation, partout, dans l'état morbide, peut se former le tubercule.

Cependant, chez certains sujets, la phthisie pulmonaire se développe plus fréquemment. Tels sont ceux qui ont hérité de leurs parens, d'une fâcheuse disposition à cette maladie ; ceux qui ont originairement, ou qui ont acquis les caractères d'un tempérament scrofuleux ; ceux qui, surchargés dès leur premier âge de fluides blancs, n'ont pas calculé leur hygiène de manière à corriger ce vice inhérent à leur nature : car, à chaque instant, nous voyons cette prédisposition *vaincue* par un usage bien combiné des excitans hygiéniques généraux et locaux ; à chaque instant aussi, l'épreuve inverse se fait naturellement sous nos yeux, parmi ceux qui, nés avec une constitution, en apparence des plus éloignées de la phthisie, y succombent, tués par les circonstances au milieu desquelles ils ont été forcés

---

(1) Verdé de Lisle.

de vivre. La preuve de ces deux vérités, nous est tous les jours acquise, dans les malheureux nègres, ou dans les animaux de nos ménageries qui, transportés de leur patrie brûlante dans une zône tempérée, y meurent en peu de temps, consumés de tubercules ; et dans ceux au contraire, qui, par leur confor- mation, par leurs antécédens, par leur parenté même, me- nacés de phthisie, échappent au mal dont ils étaient déjà pour ainsi dire la proie, en se plaçant dans des conditions hy- giéniques meilleures.

De ces considérations générales si bien connues de tous les médecins, il résulte déjà la preuve, que la plupart des phthisi- ques reconnaissent à leur maladie une cause qui est toute autre que celle de la vaccine. Car les animaux et surtout les herbivores sont très-souvent atteints de tubercules, et cela tient évidemment aux conditions hygiéniques dans lesquelles ils se trouvent placés, et qui tendent à leur faire acquérir la consti- tution scrofuleuse, dont le tubercule est le plus souvent une dépendance.

Les tubercules reconnaissent donc une toute autre cause et origine que celle de la vaccine.

Qui pourrait nier en effet l'influence du séjour des grandes villes, et, dans les grandes villes, l'habitation des quartiers et des maisons les moins aérés, sur la production de la phthisie ? qui nierait l'action des climats froids, humides et mal réglés, particulièrement sur les hommes nés dans les climats chauds, ou dans les climats régulièrement froids et secs ? Dans les grandes villes, des causes non moins malfaisantes, viennent ajouter leur action à celle du climat et de l'étiolement : ici, c'est l'abus du travail et particulièrement du travail sédentaire ; là, l'abus plus grand encore du sexe ; ici, une nourriture in- suffisante et calculée pour appaiser le sentiment de la faim, plutôt que pour réparer les forces ; là, au contraire, une nour- riture trop délicate pour être réparatrice, une hygiène trop méticuleuse pour être fortifiante.

A ces influences d'une action générale, mais qui s'observent principalement dans les grandes villes, ne faut-il pas ajouter les professions qui augmentent le mal? Combien de professions ne permettent ni habitation plus saine, ni nourriture plus réparatrice, parce qu'elles donnent à peine de quoi vivre avec un travail excessif? Combien tiennent l'ouvrier dans une position gênante, forcée, pendant tout le temps de son travail, dans un repos absolu de certaines parties, dans un exercice immodéré de certaines autres ?

Chez les uns, les tailleurs, les cordonniers, les couturières, la poitrine ne se développe pas convenablement et l'hématose est incomplète par les demi-inspirations qui sont seules possibles; d'autres, les boulangers, les forgerons, les verriers, sont, par leur profession, exposés à des changemens brusques de température, et passent nus, d'un chaud excessif, à un froid plus ou moins intense ; d'autres, fabricans de produits chimiques, doreurs sur métaux, ouvriers travaillant le grès, etc., respirent continuellement des molécules tellement dangereuses que, pour un certain nombre, on peut prévoir d'avance combien de jours leur restent à vivre, une fois qu'ils ont embrassé leur homicide profession.

L'une seule des causes que nous venons d'énumérer n'est-elle pas très-suffisante pour produire des tubercules, même dans les constitutions les plus réfractaires? à combien plus forte raison, en doivent-elles amener dans les individus constitutionnellement disposés à en contracter, scrofuleux depuis leur enfance, délicats, impressionnables, incapables de résister à la maladie, nés avec une funeste prédisposition, et élevés pauvres ou riches de manière à lui assurer sa proie.

Ainsi, à ces causes nombreuses et incontestables de la phthisie tuberculeuse, il est facile d'apprécier combien l'innocente vaccine leur est évidemment étrangère!.....

« On fera sans doute, disent les détracteurs de la vaccine,

l'objection suivante : prétendant que la matière tuberculeuse et la matière variolique ne sont qu'une seule et même substance, ou que *les tubercules ne sont qu'une concrétion de la matière variolique,* comment expliquer la phthisie tuberculeuse chez les individus qui ont eu la petite-vérole ? Mais on répondra, ajoute M. Verdé de Lisle, qu'il est *probable*, qu'il est même *certain*, que chez ces individus, l'issue de la matière variolique n'avait pas été *complète*, ce qui a pu être déterminé par la nature du traitement employé, par le refroidissement du malade pendant la sortie des boutons, ou par toute autre cause, et qu'ainsi, ces personnes devaient *nécessairement* avoir une seconde petite-vérole ; que cette deuxième éruption n'ayant pu se faire, cette matière variolique s'est développée dans le poumon, et par sa dégénérescence a entraîné la destruction de cet organe. »

D'abord, rien ne prouve que la matière tuberculeuse et la matière variolique soient la même ; car ce n'est certainement pas, parce que ces deux matières peuvent avoir la même couleur et la même consistance, que l'on peut établir leur identité. N'y a-t-il donc que dans le tubercule ramolli qu'on trouve une matière molle, jaunâtre et épaisse ? Est-ce que toutes les suppurations puriformes et résultant de virus divers et absolument différens, ne présentent pas, au premier aspect, la même apparence, la même similitude ? Serait-il donc rationel d'admettre l'identité de deux substances, sur des caractères apparens aussi superficiels, que ceux de la consistance et de la couleur ?

C'est comme si l'on disait, que, parce que le persil ressemble à la ciguë, ces deux plantes pourraient être indifféremment employées l'une pour l'autre, et servir aux mêmes usages !...

Nous allons plus loin, et nous disons, qu'à défaut d'analyse chimique assez exacte et assez concluante, pour nous démontrer les différences de composition, qui doivent nécessairement exister entre des sécrétions morbides différentes, une expérience remarquable, vient singulièrement éclairer cette question.

L'on a inoculé, un grand nombre de fois, sous l'épiderme d'individus sains, la matière tuberculeuse, et jamais, dans aucun cas, on n'a pu produire la petite-vérole, ce qui pourtant aurait dû être infaillible, si les matières variolique et tuberculeuse étaient les mêmes.

Concluons donc, avec juste raison, que ces deux sécrétions sont tout-à-fait différentes, et que leur prétendue identité est une pure fiction, qui ne peut pas même supporter le moindre examen ni le plus faible éclat de lumière.

« Mais, disent encore les détracteurs, il est prouvé *qu'autrefois*, il mourait un bien plus grand nombre d'enfans, depuis 1 an jusqu'à 5, qu'il n'en meurt aujourd'hui, tandisque le nombre des jeunes gens qui succombent à l'âge de 19 à 25 ans est augmenté dans une proportion quintuple.... Quant à l'augmentation des populations, on sait, ajoutent-ils, qu'elle a commencé long-temps avant qu'on songeât à la vaccine, et cependant, il est incontestable que la petite-vérole enlevait un dixième des hommes ! *Que devient ce dixième? comment se fait-il qu'il ne se retrouve pas* (1) ?

Nous admettrons volontiers, qu'il mourait autrefois, en France, plus d'enfans dans les cinq premières années de leur naissance, qu'il n'en meurt maintenant, et nous en trouvons l'explication facile dans l'action léthifère et dépopulatrice de la petite-vérole elle-même qui, comme on en fait l'aveu, *décimait* autrefois les populations et agissait principalement sur les enfans du premier âge.

---

(1) Avant la découverte de la vaccine, il a été reconnu et prouvé qu'il mourait chaque année, de la petite-vérole, en Europe seulement, *quatre cent cinquante mille individus !*

La société nationale pour la vaccine, en Angleterre, a publié, en 1834, un rapport, d'après lequel le terme moyen des décès causés, chaque année, à Londres seulement, par la petite-vérole, s'y trouve réduit de près de *quatre mille*, depuis la découverte de la vaccine !

De nos jours au contraire, non-seulement cette cause n'existe plus, mais encore il y a une grande différence dans l'amélioration et le complément des soins en général donnés aux enfans.

L'hygiène publique, c'est-à-dire celle qui s'occupe plus particulièrement de la santé des populations, est bien autrement étudiée, connue, et surtout observée qu'autrefois; plus de ces réunions dangereuses, dans les hôpitaux, d'enfans bien portans; à peine un enfant délaissé est-il apporté dans un hospice, qu'on lui donne aussitôt une bonne nourrice à la campagne; les secours à domicile dans les grandes villes où la mortalité proportionnelle est surtout plus grande, ne viennent-ils pas encore aider d'une manière favorable les nécessiteux, qui autrefois en étaient privés; et ces nombreuses salles d'asiles si avantageuses, et cette amélioration dans le bien-être matériel du peuple en France, depuis quarante ans particulièrement; tout cela ne doit-il donc pas entrer pour beaucoup dans la différence si remarquable en moins de la mortalité des enfans du premier âge?

Et la preuve que ces causes de bien-être, de salubrité, de soins mieux dirigés, sont puissantes sur la vie des jeunes enfans, c'est que, pour ne citer qu'un seul exemple opposé et pour le choisir bien tranché, là où les mêmes avantages n'existent pas, nous offrirons celui de la population noire et esclave de nos colonies, dans lesquelles le chiffre des décès est de beaucoup supérieur à celui des naissances. La mortalité des enfans surtout, est effrayante, car elle est, dans quelques localités, des neuf dixièmes avant sept ans!... Et si cet état de choses continue, on pourra facilement calculer le jour assez rapproché où il n'y aura pas un seul noir vivant dans nos colonies.......

Ajoutons enfin que, dans les premier et deuxième arrondissemens de Paris, habités par des gens riches ou aisés, la moyenne des décès est de 1 sur 55, tandis que dans les onzième et douzième arrondissemens habités par les classes pauvres, elle est de 1 sur 33!... Quel argument plus concluant ?.. ..

Maintenant qu'il meure un plus grand nombre d'individus qu'autrefois à l'âge de 19 à 25 ans, c'est possible, et ce fait, s'il est vrai, ne prouverait rien encore contre la vaccine, car il n'est pas difficile de reconnaître que, par les bons soins, on a pu prolonger des existences débiles qui, sans eux, eussent été plus tôt détruites.

Il y a plus, c'est que la mortalité, moins grande dans la première enfance, comme nos adversaires en conviennent eux-mêmes, ne peut être attribuée qu'à l'action de la vaccine, ce qui explique encore pourquoi cette même mortalité doit être plus considérable dans l'adolescence et le commencement de la virilité.

En effet, indépendamment de toutes les causes de mauvaise santé et de destruction, qui résultent des mœurs actuelles et des habitudes militaires transmises même aux jeunes gens étrangers à la guerre et aux camps, par une espèce de contagion morale, n'est-il pas tout simple que la masse des adolescens et des jeunes hommes que les bienfaits de la vaccine ont préservés, doive présenter plus de prise aux maladies, et que la mortalité, chez ces derniers, doit être d'une manière relative, en raison du nombre des individus sur lesquels ces funestes causes s'exercent?

Ainsi, il est bien évident que l'augmentation de la mortalité à cet âge, n'est pas déterminée par l'action consécutive de la répercussion imaginaire de la petite-vérole, mais bien plutôt par le défaut d'observance des lois de l'hygiène, à cette époque de la vie, où les jeunes gens se livrent à tous les écarts et à tous les excès; circonstance qui, autrefois, nous sommes bien obligé d'en convenir, n'existait pas : chez les Germains, à trente ans, les jeunes-gens étaient encore innocens; aujourd'hui, à cet âge, ils sont usés!...

Enfin, y a-t-il de nos jours un plus grand nombre d'individus atteints de phthisie qu'avant la découverte de la vaccine?

Pour résoudre convenablement cette question de chiffres, il faudrait une table exacte des décès, pour toute la France, avec le nom des maladies qui les ont causés pendant au moins cent ans, et cette table n'existe pas. A son défaut, qu'ont fait les détracteurs de la vaccine? ils ont compulsé les registres de mortalité des grands hôpitaux, et alors ils ont fait parler les chiffres à leur façon et comme ils l'ont voulu (1).

Mais peut-on raisonnablement admettre pour généraux des chiffres particuliers, applicables seulement peut-être et tout au plus, aux populations nombreuses des grandes villes, où tant de causes d'inconduite, de professions et d'habitations insalubres, de mauvaises passions de toutes espèces, doivent singulièrement concourir au développement de la phthisie pulmonaire, sans avoir besoin de recourir aux effets pernicieux de la vaccine!

Qu'on consulte principalement les médecins qui, en France, exercent dans les campagnes, et l'on apprendra au contraire combien la phthisie est rare de nos jours, comparativement aux époques antérieures à la vaccine; nous dirons plus, c'est qu'il y a des départemens où cette maladie est presque ignorée, ou qui n'en offrent que de très-rares exemples.

Nous citerons entre autres le département de Seine-et-Marne où nous exerçons (2), et où nous avons été à même, tant par nous que par nos relations avec nos confrères, de nous convaincre de la vérité de cette assertion; et pourtant il y a peu de dépar-

---

(1) Toutefois un calcul de dix années, (du 1ᵉʳ janvier 1791 au 31 décembre 1800) établit le terme moyen des décès, dans la ville de Vienne en Autriche, au nombre de 14,600 ; parmi ces 14,600 individus, il se trouve 835 enfans morts de la petite-vérole, sans compter le nombre de ceux que la maladie a rendus infirmes; en 1801, époque à laquelle la vaccine commença à être introduite, il ne se trouva parmi 15,181 décès que 164 enfans victimes de la petite-vérole; en 1802, sur 14,522, seulement 61 ; en 1803, sur 14,822, 27 ; enfin, en 1804, sur 14,035, *deux* seulement !

(2) A Champeaux (Seine-et-Marne).

temens où les vaccinations se fassent plus régulièrement et plus généralement ; et certes, si la vaccine produisait la phthisie pulmonaire, nous devrions être appelé à en voir et à en soigner, et c'est précisément ce qui n'a lieu ni pour nos confrères, ni pour nous, que très-rarement et de loin à loin.

Qu'on vienne dire encore que la mortalité totale et proportionnelle des populations, est à peu près la même qu'elle était il y a plusieurs siècles ; nous ne verrons dans ce fait, peut-être contestable, *qu'une loi générale de la création, supérieure à la vaccine et à toutes les influences partielles quelles qu'elles soient ; une loi qui règle en souveraine la population de l'univers.*

Mais nous n'y trouverons aucune preuve contraire à l'action préservatrice de la vaccine, à cette grande découverte qui, comme toutes celles de l'art de guérir, n'est point absolue et infinie, mais seulement relative et limitée.

Il n'y a que les songe-creux qui rêvent la perfection complète sur la terre, à la manière de ce philosophe qui proposait sérieusement de se couvrir le corps d'un vernis imperméable pour ne pas faire de pertes par la transpiration et pouvoir ainsi vivre indéfiniment !.......

Concluons donc à l'occasion de cette troisième proposition :

1° Que, d'une part, il n'est pas prouvé que le nombre général des phthisiques ait augmenté depuis la découverte de la vaccine, et que, de l'autre, il est certain que les départemens et les campagnes en France ne possèdent qu'un nombre excessivement minime de phthisiques comparé à celui des grandes villes ; ce qui certainement n'aurait pas lieu, si la vaccine produisait la phthisie.

2° Que pour amener la solution et l'élimination de la matière tuberculeuse par la variole, il faudrait admettre que tous les hommes apportent en naissant le germe de la phthisie ; ce qui est tout-à-fait contraire à l'observation pratique.

3° Que si la matière tuberculeuse était la même que la

matière variolique, on pourrait en inoculant la première produire la variole, et c'est ce qui n'a jamais pu avoir lieu.

4° Enfin, que la vaccine ne produit pas la phthisie, puisque l'immense majorité des vaccinés n'en est point atteinte, et que les causes de cette funeste maladie, sont assez nombreuses et assez évidentes, pour rendre seules raison des ravages qu'elle produit principalement dans les grandes villes.

QUATRIÈME PROPOSITION.

« **Enfin le virus-vaccin n'étant qu'un agent répercussif de la petite-vérole, des gourmes, des dartres, etc., considéré comme anti-rationel, doit être banni de la pratique médicale.** »

Nous avons déjà démontré que l'action répercussive du virus-vaccin n'avait aucun fondement raisonnable et admissible ; par conséquent, cette quatrième proposition nous semble sans aucune valeur.

Nous ne trouvons encore aucun rapport entre les gourmes, les dartres et le vaccin ; avant comme après la découverte de la vaccine, l'espèce humaine était affligée de ces maladies :

» Mais, disent les détracteurs, si la petite-vérole eut été une maladie *acquise*, une *peste*, comme le prétendent les propagateurs de la vaccine, nous ne mettons pas en doute que le virus vaccin n'en eut amené la destruction, *car il est maintenant démontré par l'expérience, que cet agent a une action spécifique sur le germe de cette maladie ;* il n'y a donc pas et il ne peut pas y avoir de *spécifique* contre une *maladie naturelle,* et quand bien même, on en découvrirait dont l'action serait encore plus certaine que celle de la vaccine, il ne devrait pas être employé, la question du *germé inné* ne faisant plus aucun doute; nous devons donc craindre un jour, de la génération future, le blâme d'avoir pratiqué trop long-temps, une opération dont nous ne connaissions pas les conséquences, et en ayant voulu contribuer à l'embellissement de l'espèce humaine, d'avoir diminué ses chances de longévité et entraîné sa dégénérescence. »

Nous avons déjà fait justice d'un prétendu *germe inné* inadmissible; car c'est précisément parce que le germe de la petitevérole n'est point en nous; c'est parce qu'il est hors de nous; c'est parce qu'il nous est transmis par l'action et le concours de causes soit hygiéniques, alimentaires, atmosphériques, etc., etc., que la vaccination de quelques individus n'empêche pas l'action et le concours de ces diverses causes d'agir sur leurs enfans, qui n'auraient point été mis par une vaccination personnelle, à l'abri de la contagion; c'est ainsi, et positivement ainsi, que toutes les vaccinations du monde, agiront sur les générations qui y seront soumises, et viendront constamment militer contre la supposition d'un *germe inné*, et corroborer la théorie incontestable de la contagion.

Enfin, nous avons cherché à démontrer que dans l'opération de la vaccine, il y avait *opposition à l'absorption, préservation de la contagion,* et non pas *neutralisation* ni *répercussion,* d'un *virus* prétendu préexistant; il ne serait donc pas plus rationel de dire, qne la vaccine est un *spécifique* contre la variole dans tous les cas (et nous ne connaissons aucun agent en thérapeutique qui ait de telles propriétés), que de lui attribuer si légèrement une *action répercussive;* les faits venant contredire ces deux propositions, dans ce qu'elles renferment d'invariable et d'absolu.

Les lois de l'organisme ne procédent point de cette manière, et on sait qu'il n'existe aucun spécifique des maladies dans toute l'acception du mot, mais seulement des agens ayant une action plus spéciale sur les organes, dans certaines affections. Ainsi, quand on voit la variole, la rougeole, la pustule maligne, etc., affecter constamment des formes déterminées, peut-on se refuser à admettre, outre l'élément commun, l'*inflammation*, quelque chose de particulier, un *quid ignotum?* Mais, ce quelque chose tout inconnu qu'il soit, nous permet de supposer une indication spéciale possible, et malgré les divergences des théories et des opinions médicales à diverses époques, le quinquina n'en a pas moins continué à guérir la fièvre intermittente; le mercure, la syphilis; le soufre, les exanthèmes chroniques; les émétiques, les affections bilieuses; les cantharides n'en agissent pas moins sur la vessie, la scille sur les reins, la digitale sur le cœur, le seigle ergoté sur l'utérus, l'iode sur les glandes, etc., etc. Pourquoi donc le virus-vaccin n'agirait-il pas avec avantage contre la petite-vérole?

Un fait qui jette le plus grand jour sur la *spécificité* des maladies, c'est l'existence du Ciron appelé *acarus scabiei*, récemment mise hors de toute contestation : car l'acarus est manifestement la cause formelle de la gale : eh bien! se bornera-t-on ici à combattre l'exanthème vésiculeux au moyen des seuls anti-phlogistiques? — On le tenterait en vain, car ce qu'il faut dans ce cas, c'est un moyen qui s'adresse à la cause, qui détruise l'acarus, moyen de toute autre nature que ceux indiqués par la phlegmasie.

Autant on peut en dire de la variole, du furoncle, de la pustule maligne, où, tous les anti-phlogistiques réussissent tout au plus à calmer les accidens, sans s'adresser à l'*essence du mal.*

Tout en rejetant les médicamens spécifiques dans leur acception absolue, on ne peut se refuser à admettre des agens médicamenteux qui ont une action spéciale sur les organes, dans certaines maladies, et si le nombre de ces agens est petit, il ne fait que confirmer combien il reste à la science à en conquérir de nouveaux.

Mais il ne suffit pas de chercher à arrêter une pratique prétendue dangereuse, il faut au moins offrir à sa place, un moyen meilleur, une pratique nouvelle, plus perfectionnée, exempte d'inconvéniens graves, en un mot, supérieure à celle qu'on décrie et qu'on veut abolir ; eh bien ! que présentent les détracteurs de la vaccine pour la remplacer ? — Ils voudraient, comme autrefois, lui substituer l'*inoculation* de la petite-vérole bénigne.

Cette méthode à l'aide de laquelle on cherchait à dépouiller en quelque sorte, la petite-vérole de ses effets les plus funestes, en les communiquant dans des circonstances favorables et qui a été généralement abandonnée depuis la découverte du vaccin, offrait quelquefois les avantages d'atténuer la violence des phénomènes fébriles, de diminuer le nombre des pustules, d'abréger la maladie, d'en améliorer le caractère, en un mot de la rendre comparativement bénigne et sans danger.

Mais d'un autre côté, pratiquée presque toujours partiellement, elle avait l'inconvénient d'entretenir en quelque sorte un foyer contagieux qui, parfois, se répandait au loin d'une manière épidémique et donnait lieu dans quelques cas, chez les inoculés eux-mêmes, aux accidens les plus fâcheux de la variole confluente primitive ou spontanée.

Si l'on ajoute à ces inconvéniens déjà graves, les complications plus graves encore, qui souvent accompagnaient la variole même inoculée, on aura peine à comprendre que des esprits rigoureux observateurs, puissent de nos jours, préconiser une telle méthode :

Ainsi, les laryngites, les inflammations thoraciques et gastro-intestinales, les dyssenteriès opiniâtres et rebelles à tout traitement, les convulsions, les hémorrhagies passives, les fièvres dites adynamiques, les ophthalmies purulentes, les ulcérations de la cornée, l'atrophie de l'œil, les *défigurations* du visage et du corps, étaient le cortége fréquent de l'inoculation variolique, qu'on voudrait aujourd'hui tirer de l'oubli, pour produire une prétendue dépuration du sang et des humeurs, nullement nécessaire, puisque la nature possède d'autres nombreux moyens naturels d'élimination.

L'inoculation de la variole, préconisée de nos jours, est donc une véritable utopie, un rêve invraisemblable, un contre-sens absurde, qui n'offre aucune chance de réussite.

Quoiqu'il en soit, le nombre des individus atteints de la petite-vérole, bien qu'ayant été vaccinés dans leur enfance, est aujourd'hui trop considérable, pour permettre de croire encore à l'action préservatrice *illimitée* de la vaccine.

On s'est demandé tout d'abord, si le virus vaccin, par une longue suite de transmissions, ne pouvait pas dégénérer, perdre de sa force, et s'affaiblir au point, de ne plus conserver son action préservatrice; mais depuis que M. le docteur Perdreau a retrouvé le cow-pox à Passy, on a multiplié les expériences nécessaires pour dissiper tous les doutes, et il en est résulté que si le cow-pox, dans ses premières transmissions à l'homme, donne lieu à une éruption plus franchement inflammatoire, ces phénomènes s'affaiblissent bientôt à tel point que, dès la troisième transmission, le vaccin primitif *ne diffère plus* de celui dont on se sert depuis la découverte de Jenner; donc le virus vaccin n'a point dégénéré.

Cette preuve péremptoire étant acquise, il fallait bien alors admettre que l'action de la vaccine n'était que *temporaire*, et cette opinion, appuyée sur des faits nombreux et concluans, compte aujourd'hui un grand nombre de partisans.

M. le docteur Dourlen entre autres, médecin français chargé du service médical de l'hospice de Stappaert, à Lille, et qui a pratiqué avec succès plusieurs revaccinations, est de ce nombre.

«L'on a peine à comprendre, dit M. Dourlen, comment les ardens propagateurs de la vaccine, ces hommes qui méritent une éternelle reconnaissance, aient pu abuser à ce point de l'induction, que dès l'origine de cette brillante découverte, ils n'ont pas craint de proclamer son infaillibilité et d'assurer qu'elle accompagnait et protégeait l'homme pendant toute sa carrière; qu'en savaient-ils (1)? n'eut-il pas été plus sage de laisser au siècle suivant la solution de ce problème alors insoluble, ou d'attendre au moins la disparition de la génération vaccinée? Je ne suis pas de ceux qui, répètent hypocritement, que soulever, dans le public, des doutes sur la préservation à toujours de la vaccine, c'est compromettre l'avenir de cette découverte, encore mal consolidée dans certaines classes, dans certains pays; je dis au contraire, que la belle découverte de Jenner ne sera complète, qu'autant que l'on connaîtra avec exactitude, les limites de son pouvoir protecteur ; c'est alors seulement, qu'elle recevra tout l'éclat et toute la confiance , dont la multiplicité de ses insuccès dans les grandes catastrophes varioliques , tend chaque jour à la dépouiller.

« En effet, l'expérience a prouvé que si l'on revaccine un individu déjà vacciné depuis trente ans au moins, on obtient le plus souvent une éruption nouvelle qu'on nomme *vaccinelle* et qui offre les caractères suivans : sa période d'incubation est plus longue que dans la fausse vaccine, un peu moins que dans la vaccine primitive; le bouton est bien aréolé et *ombiliqué;* il ne diffère de la vaccine ordinaire que par sa couleur qui est assez constamment jaunâtre, quelquefois d'un brun violet , noirâtre, livide, et qu'il est très-peu déprimé à son centre, sans que pour cela, il soit privé de sa propriété contagieuse.

On avait cru pendant long-temps, que la vaccinelle était une variété de la fausse vaccine , n'ayant comme cette dernière, le plus ordinairement, aucune puissance anti-variolique (2).

---

(1) Jenner a cherché à inoculer la petite-vérole à plusieurs vieillards du Glocestershire, en Angleterre, qui, dans leur enfance, avaient eu les boutons des vaches, c'est-à-dire s'étaient inoculé naturellement le cow-pox ou virus-vaccin; mais il ne put parvenir à leur communiquer la variole, ce qui le porta à croire que la vaccine préservait *pour toujours* de la petite-vérole.

(2) Cependant M. Lombard, médecin distingué à Genève, a obtenu plusieurs

»Mais il est certain, qu'entre la vaccine la plus légitime et la fausse vaccine, le plus promptement abortive, qui ne sont au fond, qu'une seule et même maladie à différens états, il pouvait exister bon nombre de degrés intermédiaires mal connus et c'est ce que les expériences les plus récentes, ont justifié pour la vaccinelle mieux étudiée.

»Si l'on inocule au bras d'un adulte bien constitué, sanguin, qui n'est ni vacciné ni variolé, de la vaccinelle à un bras et du vaccin ordinaire à l'autre bras, on observe que les démangeaisons, les douleurs sous-auxilliaires, sont égales des deux côtés :

»Il est encore d'observation que le produit de la vaccinelle *bien ombiliqué*, est peut-être d'un effet constamment plus sûr que le vaccin ordinaire.

»Enfin, il faut pour obtenir la vaccinelle bien développée, la pratiquer sur un individu de 25 à 30 ans, vacciné dans sa première enfance et non atteint depuis cette époque d'aucune forme de la variole, quelque bénigne qu'on la suppose.

»Le caractère essentiel de la bonne vaccine est donc dans l'*ombilication* de la pustule; tout bouton blanc, fut-il *nacré*, s'il n'offre pas à son centre une dépression même légère, doit être suspect, et ses transmissions ordinairement infidèles justifient suffisamment cette défiance; tandis qu'un bouton jaunâtre, livide, voire même, tirant sur le violet, *s'il est ombiliqué*, même faiblement, reproduit une éruption semblable, si ce n'est sous le rapport de la couleur.

»Cette étude de la vaccinelle conduit naturellement à la nécessité des revaccinations; car si l'on admet la plus parfaite analogie, entre la vaccinelle et la vaccine, la question des revaccinations ne semble-t-elle pas complètement résolue?

---

fois une vaccine parfaitement régulière, avec du virus pris sur un bouton de fausse vaccine; ce qui semble démontrer que la nature de ces deux virus n'est pas si différente qu'on s'est plu à le dire.

»Et en effet, comment échapper à ce dilemme qui résume parfaitement la discussion :

»Ou la vaccinelle n'est qu'une fausse vaccine sans valeur, ou bien c'est la vaccine elle-même momentanément mitigée?

»Si ce n'est qu'une fausse vaccine sans valeur, nous demanderons à quels signes l'on peut distinguer la vaccine à sa seconde génération ou transmission?

»Si, au contraire, la vaccinelle est la vaccine elle-même, quoiqu'un peu modifiée, et sous une légère différence de couleur, n'en faut-il pas conclure, que tous ceux chez lesquels elle se manifeste, ont été revaccinés avec succès et à plus forte raison, *qu'ils avaient besoin de l'être*, puisqu'il est assez généralement reconnu que la vaccine ne se montre que sur les individus aptes à contracter la petite-vérole?

»Voici le tableau des résultats obtenus, dans les revaccinations pratiquées par M. Dourlen, sur 82 individus de divers âges :

VACCINÉS Choisis parmi ceux dont les cicatrices étaient fort apparentes.		VACCINELLE Plus ou moins développée, ayant produit une bonne vaccination.	FAUSSE VACCINE ou éruption nulle.
AGE.	NOMBRE.		
0 à 10 ans.	13	1	12
10 à 15	6	0	6
15 à 20	11	2	9
20 à 25	9	4	5
25 à 30	18	12	6
30 à 35	15	12	3
35 à 40	8	6	2
40 et au-dessus.	2	2	0
TOTAL.	82	39	43

»Ainsi, M. Dourlen compte des succès sur près de la moitié de ses revaccinations, succès ainsi répartis :

7 sur 39 jusqu'à 25 ans.
32 sur 43 après 25 ans.

»Cette proportion augmente encore, après 30 ans révolus, puisqu'on trouve 20 succès sur 25 opérations.

TOTAL 39 succès sur 82 revaccinations.

»D'où l'on peut conclure, d'après M. Dourlen, que s'il est vrai que la majeure partie des vaccinés au-dessous de 20 ans est encore préservée, il faut admettre que la puissance de la vaccine s'affaiblit de 20 à 25, décroit rapidement de 25 à 30, et s'éteint, ou devient presque nulle après cet âge.

»Si l'on examine maintenant les conséquences pratiques de ces chiffres, on trouve qu'en temps d'épidémie, tout individu de vingt ans doit être revacciné, et qu'il faut recommencer peu d'années après, si l'on n'obtient que la fausse vaccine ; que hors le temps d'épidémie, il est sage de tenter la revaccination après 25 ans accomplis, sauf à la répéter, si elle échoue même incomplètement, tandis qu'après 30 ans on doit revacciner jusqu'à parfait succès.

»Voici, comme j'ai procédé sur moi-même, ajoute M. Dourlen; depuis 3 ans (j'en ai trente-cinq), je me suis régulièrement vacciné de six mois en six mois ; pendant deux ans, je n'ai obtenu que de petites élevures passagères, puis est venu une fausse vaccine, promptement abortive, puis une autre plus persistante. Enfin tout récemment, j'eus un bouton faiblement déprimé à son centre, d'un aspect assez différent encore de la vaccinelle dont les périodes d'incubation, de développement, de dessication ont duré 23 jours. N'ai-je pas le droit de croire que la puissance préservatrice de ma première vaccination s'affaiblit notablement, et qu'en persistant avec la même régularité, j'arriverai à quelque chose de plus complet que tout ce que j'ai obtenu jusqu'ici ?

»Enfin , **M. Dourlen** termine son intéressant mémoire, en affirmant, que des expériences concluantes , lui ont démontré la vérité des quatre propositions suivantes :

1° Que la vaccinelle est le produit de l'insertion de la vaccine ordinaire, chez quelques vaccinés , ayant généralement plus de 25 à 30 ans ;

2° Qu'elle ne peut se transmettre sans subir une altération remarquable dans ses caractères , si ce n'est chez des vaccinés ayant au moins l'âge ci-dessus indiqué ;

3° Qu'inoculée aux vaccinés *plus jeunes,* elle dégénère en fausse vaccine ;

4° Qu'enfin , lorsqu'elle est bien développée et recueillie à temps (le sixième jour, par exemple), sur un sujet vacciné , ou même ce qui est plus rare , sur une variolé , et inoculée à un autre sujet, exempt jusqu'alors de ces deux éruptions, *la vaccinelle reprend aussitôt les caractères de la vaccine la plus légitime et les conserve invariablement dans toutes ses transmissions suivantes.* »

Telle est l'analyse sommaire du travail de M. Dourlen, qui résume parfaitement bien, tout ce qui a été tenté et écrit jusqu'à ce jour sur cet important sujet.

Si l'on ajoute à ces expériences , suivant nous, très-concluantes , les succès multipliés, obtenus par un grand nombre d'autres médecins, dans les revaccinations pratiquées tant en France que dans toute l'Allemagne, le Danemarck , la Suède, une partie de l'Italie et de l'Angleterre, on attachera une très-grande importance, au tableau ci-dessus reproduit des expériences tentées par M. Dourlen, et l'on ne pourra pas même leur reprocher d'être faites sur une trop petite échelle, car si les faits bien observés, ont plus d'importance encore par leur valeur réelle que par leur nombre, ici, ils ont en leur faveur, ces deux élémens de certitude et de conviction.

Toutefois, nous devons ajouter que nous entrevoyons de grandes difficultés aux revaccinations générales des masses , parce que d'une part, l'époque de la vie à laquelle elles deviennent nécessaires, n'étant point fixe à cause des variations inséparables, des différens tempéramens des vaccinés, il deviendra plus difficile de vaincre la répugnance des populations ignorantes, pour les soumettre à des revaccinations successives et faites jusqu'à ce que la vaccinelle se développe :

D'autre part, comme la petite-vérole est une maladie presque exclusivement propre à l'enfance et à l'adolescence, et que, d'un autre côté le vaccin possède une propriété préservatrice à peu près certaine, pendant les trente premières années de la vie, il est probable que rarement de grandes épidémies de varioles développées sur des individus âgés de plus de trente ans, viendront effrayer les populations et pour ainsi dire les contraindre à recourir aux revaccinations (1).

Cependant ces difficultés réelles ne sont pas insurmontables, et l'exemple des revaccinations, donné par les classes éclairées de la société, ne peut avoir qu'un retentissement favorable, et stimuler l'esprit d'imitation des classes inférieures.

Il est donc utile de ne pas garder le silence sur une question d'un si haut intérêt, dans la crainte plus chimérique que réelle, de porter atteinte à la propagation de la vaccine ; la vérité est quelquefois long-temps à triompher des préjugés et de l'ignorance ; mais tôt ou tard elle finit par avoir le dessus ; En toutes choses le progrès ne s'obtient qu'à cette condition.

------

(1) On sait que lorsqu'on greffe un arbre, la greffe ne prend pas toujours et qu'on est obligé d'y revenir, il en est de même de la vaccine, parce que le corps n'a point constamment la même disposition à contracter une maladie. (*La vaccine soumise aux simples lumières de la raison, par le docteur Marc, ex-premier médecin du roi.*)

RÉSUMÉ ET CONCLUSION.

Chacun peut savoir que la découverte de la vaccine par Jenner, ne remonte qu'à l'année 1775, bien qu'il soit certain que l'inoculation de la vaccine ait été pratiquée dans l'Inde, dès la plus haute antiquité et bien avant que l'effet préservatif du vaccin fut connu en Europe.

Le bruit de la découverte de Jenner, en Angleterre, ne tarda pas à parvenir au loin. Ce fut aux soins de M. le duc de Larochefoucauld-Liancourt, réunis à ceux de M. Thouret, alors directeur de l'École de Médecine de Paris, que fut due l'introduction de la vaccine en France.

Bientôt elle se répandit dans les autres parties de l'Europe, en Amérique et jusqu'aux derniers confins de l'Asie. Tous les gouvernemens s'empressèrent à l'envie de faire jouir les peuples de ce grand bienfait; Charles IV, roi d'Espagne, poussa même le zèle, jusqu'à faire entreprendre un voyage autour du monde, dans l'unique but de procurer à toutes ses possessions d'outre-mer, ainsi qu'à beaucoup d'autres contrées éloignées, les avantages de cette précieuse découverte.

Depuis cette immense extension, prise par la vaccine dans le monde entier, observons-nous un plus grand nombre de maladies et une plus grande mortalité?

Qu'on consulte les divers tableaux de recensement et l'on pourra facilement se convaincre de l'accroissement progressif et général des populations.

Qu'on jette ensuite les yeux sur les tables de décès avant la vaccine, et l'on verra la petite-vérole *décimer* l'espèce humaine sans y comprendre la grande proportion des aveugles, boîteux, estropiés et défigurés hideusement de toutes les manières par les ravages de l'affreuse et dégoutante variole.....

Les affections dont parle M. Verdé de Lisle, étaient-elles inconnues avant la vaccine?

Qu'on consulte les ouvrages de médecine du commencement du dernier siècle, et l'on verra au contraire combien les phthisies pulmonaires étaient fréquentes et meurtrières, ainsi que les affections du cœur, les maladies de la peau et les scrofules !

Pendant notre séjour dans l'Inde, nous avons eu l'occasion d'observer un grand nombre de phthisies tuberculeuses, sur des noirs originaires de la côte d'Afrique et de Madagascar, ainsi que sur des Indiens et des Malais, qui non-seulement n'avaient jamais été vaccinés, mais qui, pour la plupart, avaient eu *même plusieurs fois* la petite-vérole; la vaccine était donc encore dans ces cas, bien innocente des reproches qu'on lui adresse si gratuitement.

Enfin, voici venir tout récemment un M. Ceely, chirurgien à Aylesbury en Angleterre, qui croit être parvenu à démontrer que le virus-vaccin et le virus-variolique ont la même origine ; que le premier n'est que le développement de la petite-vérole communiquée à la vache.

M. Ceely a inoculé la variole à des vaches, et les pustules qui en sont résultées ont offert tous les caractères du vaccin.

M. Ceely a ensuite, inoculé à des enfans, du pus pris sur les pustules produites artificiellement sur la vache, et il a obtenu des pustules tout-à-fait semblables à celles du véritable vaccin.

Pour avoir une contre-épreuve, M. Ceely a inoculé aux mêmes enfans, du pus variolique, sans produire la petite-vérole.

Déjà vingt-cinq inoculations ont été faites avec ce virus, qu'on pourrait appeler *variole de la vache*, et chaque tentative a été couronnée de succès.

Ces expériences peu nombreuses, mais bien concluantes, tendraient à confirmer, par ce seul rapprochement, ce que nous avons dit contre la prétendue action répercussive du vaccin, que les faits et les observations déjà cités ont démontré devoir être impossible ; car il n'y aurait d'autre différence entre les deux virus, que celle opérée par la modification subie chez la vache, recevant l'inoculation du virus-variolique et produisant le cow-pox ou virus-vaccin.

Que les détracteurs de la vaccine accueillent donc ces expériences avec une faveur consolatrice puisqu'en définitive, l'inoculation du virus-vaccin ne serait autre chose que l'introduction dans l'économie, du virus-variolique, épuré en quelque sorte et modifié par son incubation chez la vache, mais reconnaissant pourtant l'un et l'autre une commune origine !.....

Il est donc aujourd'hui de toute évidence que le vaccin a été, est encore et restera un immense bienfait pour l'espèce humaine.

Qu'à côté des individus bien vaccinés et atteints de la petite-vérole, se groupent des millions d'individus vaccinés dans le monde entier, avec succès et sans aucun danger (1).

Que l'action préservatrice de la vaccine, étant reconnue seulement *temporaire*, il faut insister sur les avantages incontestables de la vaccine et persévérer dans le système des revaccinations qui est encore sans contredit le meilleur, puisqu'il peut produire beaucoup de bien, sans jamais amener aucun mal.

---

(1) Les médecins chargés par le gouvernement de faire des essais sur l'utilité de la vaccine, ont pris le virus-vaccin sur des enfans affectés de dartres, de gale, d'écrouelles, etc., et l'ont transmis en cet état à des sujets bien portans, sans qu'il en soit résulté aucun inconvénient ; ces expériences ont été répétées dans toutes les circonstances possibles, et elles ont constamment tourné à l'avantage de la vaccine. Dira-t-on maintenant que le germe de ces maladies, n'ayant pas encore eu le temps de se développer, exercera peut-être plus tard ses ravages ? l'enfance ne porte pas impunément un vice capable de se communiquer. Lorsqu'il existe, il se manifeste par des désordres évidens, et l'expérience de quarante années répond aux incrédules plus victorieusement que tous les raisonnemens possibles.

Que les esprits septiques, qui veulent détruire la pratique si bienfaisante de la vaccine, parce que les espérances des premiers propagateurs, pour une puissance préservatrice *illimitée*, ne se sont pas réalisées, font beaucoup de mal en entretenant dans les classes ignorantes, des idées fausses et bien préjudiciables à la santé publique.

Que tout médecin consciencieux doit non-seulement chercher, par tous les moyens, à combattre de telles doctrines si erronées, mais encore à user de toute son influence personnelle, pour propager le plus possible, une découverte si utile.

Qu'enfin, les faits acquis par l'expérience, sont à eux seuls, la plus péremptoire réfutation des sophismes et des paradoxes.

Tel est le résumé sommaire de nos convictions sur les questions que M. Verdé de Lisle vient de soulever.

Nous ne saurions, sans doute, mieux terminer ce travail, qu'en reproduisant les conclusions si vraies et si judicieuses de la commission de vaccine créée à Paris, le 8 août 1801, et dont le rapport se terminait de la manière suivante :

« 1° Quand la vaccine est inoculée, elle ne produit jamais une maladie éruptive comme la petite-vérole, mais seulement une ou plusieurs pustules locales ;

2° D'après les expériences, on peut affirmer que la vaccine contractée, soit naturellement, soit artificiellement, ne cause jamais la mort ;

3° La vaccine ne défigure jamais ;

4° La vaccine ne produit jamais la cécité ;

5° La vaccine a, sur l'inoculation, l'avantage de pouvoir être pratiquée dans toutes les circonstances de la vie ;

6° Enfin, l'efficacité de la vaccine, comme préservatif de la petite-vérole, est aussi constante que celle de l'inoculation. »

Le désir d'être utile, a pu seul nous décider à publier, ce que nous croyons être la vérité, en opposition au système défendu par M. Verdé de Lisle, sur un sujet si vaste et si digne d'intérêt.

Puissions-nous éveiller l'attention de ceux qui peuvent compléter notre faible ébauche ; nous aurons atteint notre but, et l'espoir de concourir à opérer un peu de bien, sera notre plus douce récompense.

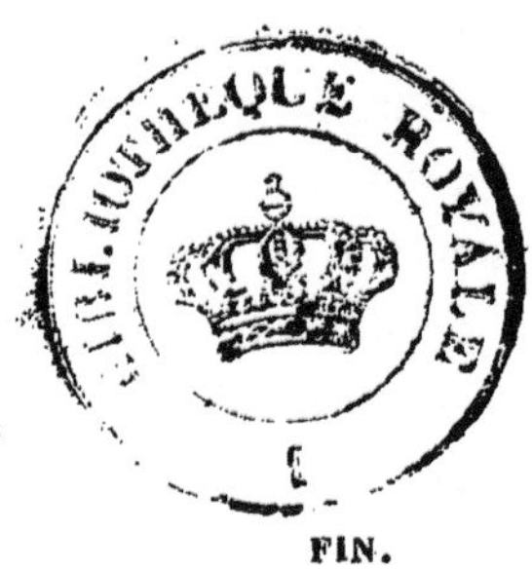

FIN.

www.ingramcontent.com/pod-product-compliance
Ingram Content Group UK Ltd.
Pitfield, Milton Keynes, MK11 3LW, UK
UKHW021007120726
13693UKWH00004B/1823